AF300388

# PETIT MANUEL
# DU PALUDISME

A L'USAGE

DES ÉCOLES PRIMAIRES DE L'AFRIQUE DU NORD

PAR

## le Docteur L.-M. PARROT

*Médecin Colonial de l'Université de Paris*

LETTRE-PRÉFACE

DE

**A. ASTIER**

*Inspecteur Primaire*

*Officier de l'Instruction Publique*

OUVRAGE HONORÉ D'UNE SOUSCRIPTION DU GOUVERNEMENT
GÉNÉRAL DE L'ALGÉRIE

## LIVRE DU MAITRE

PARIS

## VIGOT FRÈRES, ÉDITEURS

23, PLACE DE L'ÉCOLE DE MÉDECINE, 23

1914

PRIX : 0.60

# PETIT MANUEL
# DU PALUDISME

# PETIT MANUEL
# DU PALUDISME

A L'USAGE

DES ÉCOLES PRIMAIRES DE L'AFRIQUE DU NORD

PAR

le Docteur L.-M. PARROT.

*Médecin Colonial de l'Université de Paris*

LETTRE-PRÉFACE

DE

**A. ASTIER**

*Inspecteur Primaire*

*Officier de l'Instruction Publique*

OUVRAGE HONORÉ D'UNE SOUSCRIPTION DU GOUVERNEMENT
GÉNÉRAL DE L'ALGÉRIE

## LIVRE DU MAITRE

PARIS

VIGOT FRÈRES, ÉDITEURS

23, PLACE DE L'ÉCOLE DE MÉDECINE, 23

1914

AUX DOCTEURS

Ed. et Et. SERGENT

# PRÉFACE

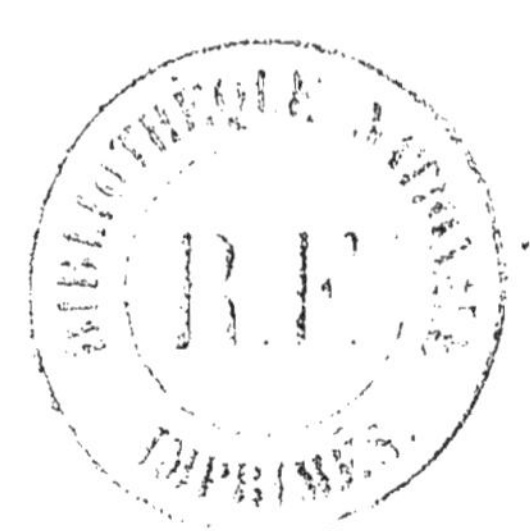


Mon cher Docteur,

Je crois que vous avez eu une excellente idée en écrivant le présent livret.

Sans doute, les méfaits de l'endémie palustre dans l'Afrique du Nord sont connus. Sans doute, depuis vingt ans, de grands travaux d'assainissement ont été effectués un peu partout, et de nombreux essais de vulgarisation d'une prophylaxie rationnelle ont été tentés. Cependant, l'endémie persiste avec une intensité presque égale là où l'initiative officielle ne s'est pas exercée : il faut en chercher la cause dans l'insouciance, peut-être aussi dans l'incrédulité populaires. Vieillards et hommes faits demeurent presque toujours indifférents, parfois rebelles, à l'application des mesures hygiéniques individuelles préconisées : trop souvent encore, ils vivent avec la fièvre comme l'indigène avec sa malpropreté, en fatalistes résignés.

C'est que les idées de notre jeunesse ne se modifient qu'exceptionnellement avec l'âge mûr ; nous gardons presque jalousement notre mentalité première, les manières de penser et d'agir avec lesquelles nous avons grandi.

Aussi avez-vous pensé qu'une action énergique sur les enfants serait suivie d'effets utiles ; qu'en apprenant aux générations nouvelles, aux élèves européens et indigènes de nos écoles, les notions dont la connaissance est indispensable pour bien se préserver du paludisme, on obtiendrait des résultats certains : ne sont-ils pas la « cire molle » toute prête à recevoir et à garder intacte la bonne empreinte ? Votre manuel n'a pas d'autre but que d'être le catéchisme antipaludique du *futur* colon.

Certes, depuis une dizaine d'années, grâce aux efforts du Gouvernement général, à l'initiative du Service antipaludique, et aux instructions de l'Académie d'Alger, les instituteurs et institutrices ne sont pas restés spectateurs indifférents de la lutte contre le fléau. Mais les efforts des uns et des autres n'ont pas obtenu le succès désiré pour deux causes principales : d'abord le nouvel enseignement n'a pas été consacré par son inscription officielle dans les programmes des écoles et surtout des examens du certificat d'études ; puis, il manquait aux maîtres, pour cet enseignement nouveau, un guide précis et assez détaillé. Votre livret sera ce guide.

Il semble que le printemps (avril-juin) convienne mieux que toute autre saison à l'étude de votre petit livre, parce que dans ce trimestre commencent à paraître et à se multiplier les moustiques, cause de transmission de la fièvre paludéenne. Les leçons seront fort intéressantes si les élèves sont exercés à distinguer un anophèles d'un culex, un moustique mâle d'une femelle, à reconnaître les larves, les nymphes, à rechercher leurs gîtes, à observer les effets du pétrolage sur les larves, ceux de la quinine sur les malades, etc., etc. Certes, les images, les dessins au tableau noir ont leur valeur pour l'illustration de l'enseignement, mais les choses elles-

mêmes sont autrement convaincantes quand on sait les
« faire parler ». Il appartiendra aussi aux maîtres de
compléter votre manuel par des explications, par des
lectures, notamment sur les expériences désormais his-
toriques qui ont prouvé le rôle des anophèles dans la
transmission de la malaria et sur les travaux et la vie des
savants qui ont contribué à fixer la prophylaxie et le
traitement de la maladie.

Il est permis d'espérer qu'ainsi compris, cet enseignement aiderait puissamment à convaincre les générations
nouvelles qu'il est de leur intérêt bien entendu d'être des
« antipaludistes militants », et il reste à souhaiter à
votre ouvrage le succès qu'il mérite, soit son introduction
dans toutes les écoles, et, par l'école, son accès dans
toutes les familles.

A. ASTIER,
*Inspecteur primaire.*

# PETIT MANUEL DU PALUDISME

## LIVRE DU MAITRE

---

## CHAPITRE PREMIER

---

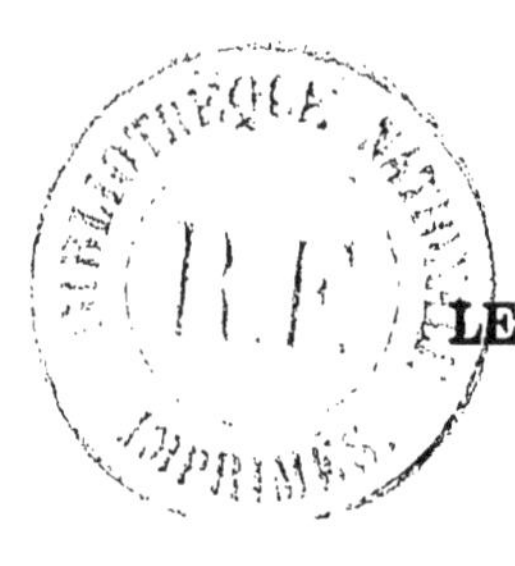

## LE PALUDISME. — DÉFINITION

---

### 1. Qu'est-ce-que le Paludisme ?

Le Paludisme est une maladie *dangereuse*, particulière à l'homme (*a*).

### 2. Dans quels pays trouve-t-on du Paludisme ?

Le Paludisme est répandu dans un très grand nombre de pays d'Europe, d'Afrique, d'Amérique et d'Asie. Il est très fréquent dans l'Afrique du Nord (Algérie, Tunisie, Maroc),

---

(*a*) Le Paludisme n'est pas transmissible aux animaux comme certaines autres maladies microbiennes, la tuberculose, le tétanos, par exemple. Le parasite qui le produit n'a jamais été retrouvé dans la nature en dehors du corps de l'homme et du corps du moustique. On doit donc considérer le Paludisme comme particulier à l'homme, en l'état actuel de la science tout au moins.

Il existe cependant un paludisme des Oiseaux, des Passereaux, causé par la pullulation dans leur sang d'un parasite analogue, mais non identique, à l'hématozoaire de Laveran et transmis par des moustiques du genre *Culex*. C'est l'étude de ce paludisme aviaire, poursuivie par le médecin anglais Ross, de l'armée des Indes, qui a conduit à la découverte du rôle des *Anopheles* dans la propagation du paludisme humain.

où il atteint à la fois les Européens et les indigènes (*a*).

### 3. Pourquoi a-t-on appelé cette maladie « Paludisme » ?

Cette maladie a été appelée Paludisme *parce qu'elle frappe surtout les personnes qui habitent dans le voisinage des marais* (1), *des étangs et des eaux stagnantes.*

### 4. Comment l'appelle-t-on encore ?

On l'appelle encore *fièvre paludéenne* pour la même raison. Les Italiens la désignent sous le nom de *Malaria* (2). Autrefois, on croyait que l'air se chargeait d'impuretés nuisibles en passant sur les marais ; on « attrapait la fièvre » en respirant ce mauvais air. Nous savons aujourd'hui que *le Paludisme ne se contracte pas de cette manière.*

### 5. Quels sont les inconvénients du Paludisme ?

Le Paludisme entraîne la mort d'un certain nombre de ceux qui en sont atteints. *Il affaiblit, anémie les autres* et les oblige à abandonner leur travail pendant de longues journées. Il cause donc au moins une perte de temps et, par suite, une *perte d'argent.* Aussi mène-t-il souvent le cultivateur ou l'ouvrier à la *ruine.* Il constitue, pour certaines contrées, un véritable fléau *qu'il faut combattre avec énergie* (*b*).

-----

(*a*) Le Paludisme n'est pas inconnu en France, notamment sur le littoral de l'Atlantique, depuis l'embouchure de la Loire jusqu'au golfe de Gascogne et dans la Camargue.

Il sévissait autrefois, avec une grande intensité, dans la Dombes, la Sologne, les Landes ; mais il a presque complètement disparu de ces régions par suite de l'assèchement progressif des marais.

(*b*) Les conséquences du Paludisme au point de vue social sont considérables. Outre la mortalité qu'il entraîne, surtout dans la popula-

-----

(1) Marais, en latin, se dit : *palus*, génitif *paludis*.
(2) Malaria, mot italien qui signifie *mauvais air.*

### 6. Quel est le devoir de chacun en face du Paludisme ?

Le devoir de chacun en face du Paludisme est : 1º *d'apprendre à s'en préserver* ; 2º *d'utiliser tous les moyens propres à se mettre soi-même et à mettre autrui à l'abri de ses atteintes.*

---

tion infantile, soit directement, soit en favorisant l'apparition d'autres maladies, il frappe l'individu jusque dans sa descendance et dégénère l'espèce. On peut affirmer que le Paludisme fut un des facteurs principaux de la déchéance de la race arabe en Algérie.

Quant aux pertes économiques qu'il fait subir annuellement à la plupart de nos colonies, il est impossible d'en traduire l'étendue par un chiffre même approximatif. L'échec de la première tentative de percement du Canal de Panama résulta, en grande partie, des épidémies meurtrières de Paludisme qui sévirent sur les travailleurs.

# CHAPITRE II

## LE PARASITE DU PALUDISME
## L'ACCÈS DE FIÈVRE

**7. Que contient le sang des malades atteints de Paludisme ?**
Le sang des malades atteints de Paludisme contient *un*

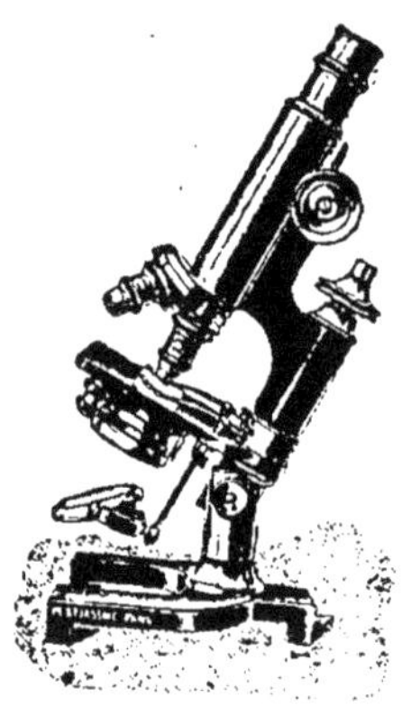

Fig. 1. — Microscope.

*petit animal parasite* (1), *un microbe.* Ce microbe est invisible à l'œil nu à cause de son extrême petitesse (*a*).

---

(*a*) Le mot « microbe » est un terme très général (étymologiq. : petite vie) par lequel on désigne tous les êtres vivants invisibles à l'œil nu. Les uns appartiennent au règne végétal (bacilles de la tuber-

(1) *Animal parasite* : animal qui vit aux dépens d'un autre animal.

### 8. Quelle est la taille de ce parasite ?

Ce parasite atteint à peine six millièmes de millimètre de diamètre (0 m. 000006). Il faut employer, pour le voir, des instruments appelés *microscopes* qui grossissent les objets (*a*).

### 9. Dans quelle partie du sang le parasite vit-il ?

Le parasite vit dans les *globules rouges* (1) du sang. Il se nourrit de leur substance et les détruit rapidement. A

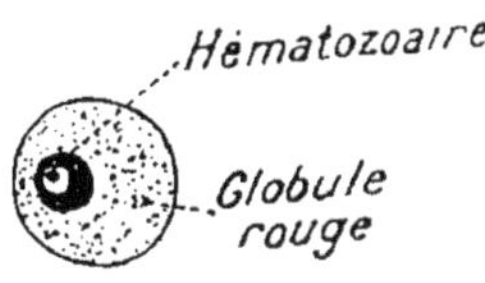


Fig. 2. — Parasite du Paludisme dans un globule rouge du sang
(grossi 1000 fois).

chaque accès de fièvre paludéenne, le nombre des globules rouges diminue. C'est pourquoi les malades ont le teint si pâle et sont si affaiblis (*b*).

### 10. Comment appelle-t-on le parasite du Paludisme ?

Le parasite du paludisme porte le nom d'*hématozoaire* (2).

---

culose, de la diphtérie, de la peste, etc, vibrion du choléra), les autres au règne *animal* (hématozoaire du Paludisme, trypanosome de la maladie du sommeil, etc.).

(*a*) Le chiffre indiqué ci-dessus est un chiffre moyen. La taille du parasite du Paludisme varie considérablement suivant les moments de son évolution et suivant le type de fièvre qu'il produit : quotidienne, tierce ou quarte.

(*b*) On sait que le sang circulant se compose d'une partie liquide, le *plasma* et d'éléments figurés : les globules *rouges* et les globules *blancs* ou leucocytes.

---

(1) Ce sont les globules rouges qui donnent au sang sa couleur vermeille. On a le teint d'autant plus pâle que le sang contient moins de globules rouges.

(2) Le mot hématozoaire est formé de deux mots grecs qui signifient « animal du sang ».

## 11. Par qui et en quelle année a-t-il été découvert ?

Il a été découvert par un médecin militaire, *M. Laveran*, à Constantine, en 1880. C'est une des plus belles et des plus importantes découvertes du siècle dernier (*a*).

## 12. Comment est-il constitué ?

L'hématozoaire de Laveran n'a *ni tête*, *ni pattes*, *ni queue*. Son corps a la forme d'un cercle irrégulier, au centre duquel se trouve un élément arrondi qu'on appelle le *noyau*.

## 13. A quel embranchement du règne animal appartient-il ?

L'hématozoaire, à cause de la simplicité de sa constitution, appartient à l'*embranchement le plus inférieur* du règne animal, à celui des *protozoaires* (*b*).

## 14. Comment se multiplie-t-il dans le sang ?

Il se multiplie dans le sang en se divisant en une quinzaine de morceaux qui sont de petits hématozoaires (*c*).

---

(*a*) Le docteur Laveran, aujourd'hui membre de l'Institut et de l'Académie de Médecine, professeur à l'Institut Pasteur de Paris, commença ses recherches à Bône, département de Constantine, en 1878, et c'est, en réalité, dans cette ville qu'il vit les premiers parasites du Paludisme. Avant cette découverte, on avait accusé les microbes les plus divers, voire des spores de Champignons et des Algues, d'être les agents de la « malaria ».

(*b*) Les *Protozoaires* sont des êtres formés d'une seule cellule et doués de mouvement, au moins pendant une partie de leur existence. Les hématozoaires sont animés de mouvements, dits *amiboïdes*, à l'intérieur des globules.

(*c*) Cette multiplication du parasite dans le sang de l'homme s'effectue sans l'intervention d'aucun élément mâle ni femelle, sans fécondation préalable. On la désigne sous le nom de *cycle asexué* par opposition avec le *cycle sexué* qui se produit dans l'estomac du moustique (voir page 23). On l'appelle encore *cycle de Golgi*, en l'honneur du médecin italien de ce nom qui en a, le premier, fixé nettement les diverses phases.

**15. Que deviennent ces petits hématozoaires ?**

Chacun de ces hématozoaires *fils* va se fixer sur un glo

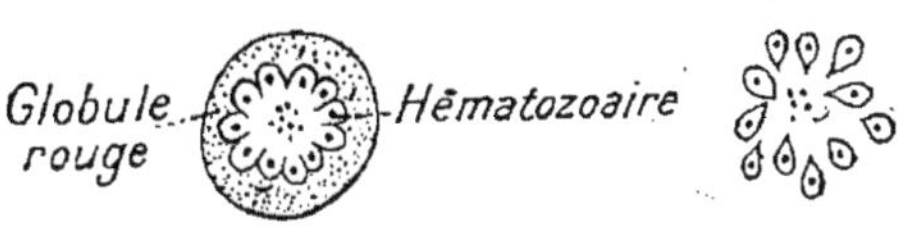


Fig. 3. — Parasite du paludisme
en voie de division
dans un globule rouge
(grossi 1000 fois)

bule rouge, puis se divise à son tour pour donner des hématozoaires *petits-fils*, et ainsi de suite.

**16. Quand cette division des parasites se produit-elle ?**

Cette division des parasites se produit d'une façon *régulière* et à *des intervalles fixes* dans le sang d'un même malade : tantôt *tous les jours*, tantôt *tous les deux jours*, tantôt *tous les trois jours*.

**17. Qu'éprouve le Paludéen à chaque division des parasites contenus dans son sang ?**

A chaque division des parasites, le paludéen est en proie à *un accès de fièvre*. Il en résulte que tel malade a un accès tous les jours, tel autre tous les deux jours, tel autre encore tous les trois jours. A cause de cette *intermittence* (1) des accès, on a encore appelé le Paludisme *fièvre intermittente.*

**18. Quels noms donne-t-on à la fièvre paludéenne, suivant la manière dont les accès se succèdent ?**

Quand les accès surviennent tous les deux jours, on a de la fièvre *tierce* ; on a de la fièvre *quarte*, s'ils se produisent

---

(1) On dit qu'un événement est intermittent quand il se produit non d'une façon continuelle, mais à des intervalles fixes.

tous les trois jours. La fièvre est dite *continue* quand le même accès dure plusieurs jours consécutifs. Elle est *quotidienne* si le malade a un accès chaque jour.

### 19. Par quels signes se traduit un accès de Paludisme ?

Un accès de Paludisme se traduit par différents malaises qui se succèdent ordinairement ainsi : d'abord une sensation de *froid* intense et un *frisson* violent ; puis une sensation de *chaleur* forte avec mal de tête et des vomissements. Enfin arrivent des *sueurs* abondantes qui marquent la fin de l'accès. Parfois l'accès est tellement violent qu'il *cause la mort* (a).

### 20. Quelle est la durée des accès de Paludisme ?

Les accès de Paludisme ont une durée qui varie entre 4 et 24 heures et plus. Ils ont *une grande tendance à se reproduire indéfiniment.*

### 21. Qu'arrive-t-il quand le paludéen ne se soigne pas ou se soigne mal ?

Quand le paludéen néglige de bien se soigner, *les accès*

---

(a) Le Paludisme ne se manifeste pas toujours par des accès aussi nets, ni des symptômes aussi régulièrement successifs. Il peut au contraire revêtir les formes les plus diverses (névralgies, paralysies, diarrhées, etc.) que, seul, un médecin sait rapporter à leur véritable cause.

La mort, dans le Paludisme, résulte tantôt d'un accès violent (accès *pernicieux*), tantôt du passage de la maladie à l'état chronique et de cet état de déchéance physique qu'on désigne sous le nom de *cachexie paludéenne*... La misère, l'encombrement, une mauvaise hygiène, les *excès alcooliques* surtout sont des facteurs importants d'aggravation du Paludisme.

Diminuant la résistance de l'organisme aux agressions microbiennes, le Paludisme prépare en quelque sorte le terrain aux autres maladies et favorise leur développement. Il prédispose à la tuberculose, à la pneumonie, etc.

*se répètent* ; il *s'anémie* progressivement, perd ses forces, prend un teint jaune et terreux. Sa rate grossit. Il devient incapable de tout travail, et jusqu'à sa mort, qui est trop souvent proche, *il demeure une charge pour sa famille et pour la société.*

# CHAPITRE III

## ROLE DU MOUSTIQUE DANS LA TRANSMISSION DE LA FIÈVRE

**22. Quel est l'insecte qui transmet la fièvre paludéenne ?**

On sait aujourd'hui que la fièvre paludéenne est transmise, c'est-à-dire transportée d'une personne à l'autre, par *le moustique* (*a*).

**23. Qu'est-ce que le moustique ?**

Le moustique est un petit insecte ailé, *un diptère* (1), *suceur de sang*.

**24. A l'aide de quoi suce-t-il le sang ?**

Il suce le sang à l'aide de sa *trompe*, sorte de petit bâtonnet creux qu'il porte au-devant de la tête. Cette trompe

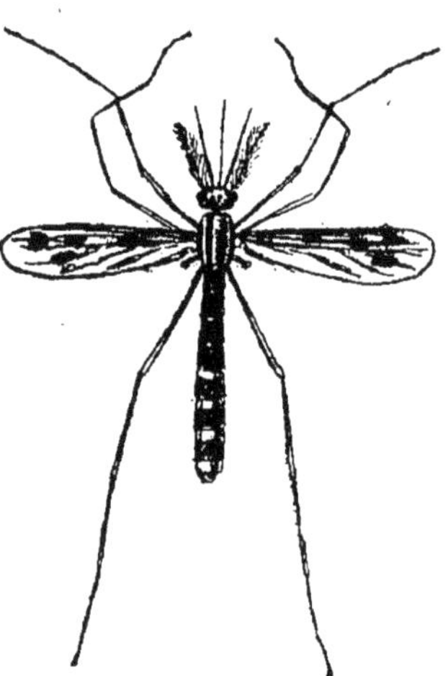

Fig. 4. — Anopheles (grossi 4 fois).

(*a*) Soupçonné par quelques savants (M. Laveran en France, sir Patrick Manson en Angleterre, etc.), le rôle du moustique dans la

(1) Un diptère est un insecte suceur, pourvu de deux ailes. Les mouches, les taons sont aussi des diptères.

creuse renferme de fines aiguilles avec lesquelles le moustique pique et perce la peau de l'homme.

### 25. Comment le moustique transmet-il la fièvre ?

Quand un moustique pique un malade atteint de Paludisme, il suce, avec le sang de ce malade, les parasites qui y sont contenus. Si le même moustique pique ensuite une personne bien portante, il lui introduit dans le sang les parasites qu'il a précédemment avalés. Et ainsi il lui donne la fièvre. Exemple : Pierre et Paul dorment dans la même chambre. Pierre a la fièvre paludéenne ; Paul est bien por-

---

transmission du paludisme humain a été démontré, en 1898, par Grassi, Bignami et Bastianelli, médecins italiens, à la suite des importants travaux de Ross sur le Paludisme aviaire (1896-1897).

Ross, étudiant, aux Indes, le mode de propagation d'un parasite du sang de certains oiseaux, le *Proteosoma*, analogue au parasite du Paludisme humain, avait montré qu'un moustique particulier, du genre *Culex*, transporte cet hématozoaire de l'oiseau infecté à l'oiseau sain. Il peut même suivre, à l'intérieur du corps du moustique, toutes les métamorphoses du Proteosoma. Sa découverte fut confirmée par une mission allemande envoyée en Italie en 1898.

Au mois de septembre 1898, Grassi fit piquer un homme valide par plusieurs espèces de *Culex*, en provenance d'une région paludéenne. Cette première tentative *resta sans résultat...* Le 20 octobre, il répéta l'expérience, *mais en utilisant, cette fois, des moustiques du genre Anopheles* capturés dans la même région. Le 1ᵉʳ novembre, le patient fut atteint d'un accès franc de Paludisme. Le rôle infectant de l'*Anopheles* était démontré.

Plus tard, en 1900, des *Anopheles* qui s'étaient gorgés de sang paludéen furent expédiés de Rome à Londres. Là, on leur fit piquer deux hommes valides, deux médecins, à plusieurs reprises. Ces deux médecins eurent des accès de Paludisme, l'un dix jours, l'autre quatorze jours après la dernière piqûre (expérience des Dʳˢ P. T. Manson et G. Warren).

Les moustiques sont donc les agents de transmission du Paludisme. Partout où le mal sévit, cés insectes pullulent.

La formule : *pas de Paludisme sans Anopheles*, possède la valeur d'une

tant. Mais Pierre est piqué par un moustique qui pique ensuite Paul. [Paul, à son tour, *sera atteint de la fièvre paludéenne (a)*.

### 26. Le moustique est-il capable de donner la fièvre aussitôt après avoir absorbé du sang de paludéen ?

Le moustique qui a absorbé du sang de paludéen n'est capable de transmettre la fièvre à un homme sain *qu'au bout d'une dizaine de jours* environ. Ce temps est nécessaire à certaines *métamorphoses* que le parasite subit dans le corps du moustique (*b*).

### 27. L'accès de fièvre éclate-t-il chez l'homme aussitôt qu'il a été piqué par un moustique infecté ? (1)

Il s'écoule une douzaine de jours entre le moment où on

---

loi absolue. C'est dire que cette importante découverte a définitivement ruiné toutes les hypothèses, tous les préjugés d'antan : miasmes venus des marais, action nocive des terres fraîchement remuées, du défrichement, etc., — qui ne reposaient d'ailleurs sur aucune base scientifique.

(*a*) Le moustique, à lui seul, est incapable de transmettre le Paludisme. Il faut, bien entendu, qu'il puise les parasites chez un homme malade pour devenir infectant. D'un mot, il n'y a pas de paludisme *spontané* du moustique.

(*b*) L'évolution de l'hématozoaire dans le corps du moustique porte le nom de *cycle de Ross*. C'est un cycle *sexué*. Un parasite *mâle* et un parasite *femelle* — qui se trouvaient en circulation dans le sang du malade — s'unissent, à l'intérieur de l'estomac de l'insecte, pour former un *œuf*, mobile. Cet œuf va se fixer sous la paroi externe de l'estomac, grossit et donne naissance à une multitude de petites *spores*, vermiculaires et animées de mouvements. Après rupture de l'œuf, ces vermicules tombent dans la cavité générale du moustique et gagnent ses *glandes salivaires*. Ils sont expulsés au dehors avec la salive au moment de la piqûre. Le moustique est donc, en somme, dangereux *par sa sécrétion salivaire seule*.

---

(1) Moustique infecté : moustique qui a absorbé du sang de paludéen.

est piqué par un moustique infecté et le moment où éclate le premier accès de fièvre.

**28. Tous les moustiques piquent-ils l'homme ?**

*Les moustiques femelles seulement piquent l'homme*, soit pendant le jour, soit, de préférence, *le soir* et *dans la nuit*. Les mâles ne se nourrissent guère que de débris de végétaux ou de sucs de fruits.

**29. Comment distingue-t-on un moustique mâle d'une femelle ?**

On distingue un moustique mâle d'une femelle *en examinant la tête* à la loupe ou même à l'œil nu et en tenant compte de la forme des *antennes* qu'elle porte.

**30. Comment la tête d'un moustique est-elle constituée ?**

La tête d'un moustique porte en avant des yeux *cinq* petits bâtonnets ou *appendices* qui sont : au milieu *la*

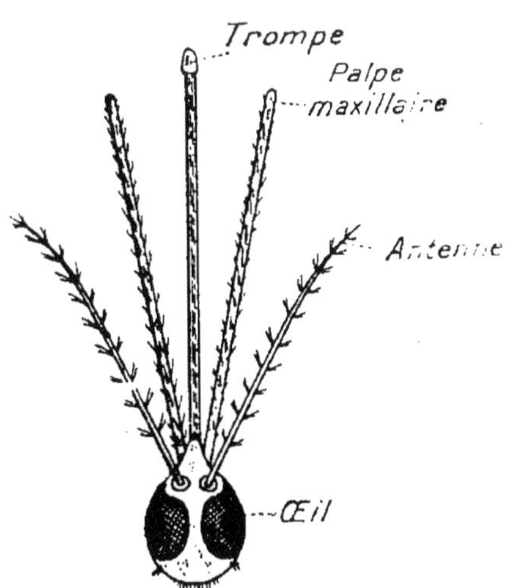


Fig. 5. — Tête de moustique (grossie).

*trompe* ; de chaque côté de la trompe, les *palpes maxillaires* ; en dehors des maxillaires, les *antennes*. Il y a donc une trompe, deux palpes et deux antennes.

**31. Quelle est la forme des antennes chez le moustique mâle ?**

Chez le mâle, les antennes sont *plumeuses* et ressemblent à une touffe de poils bien fournie.

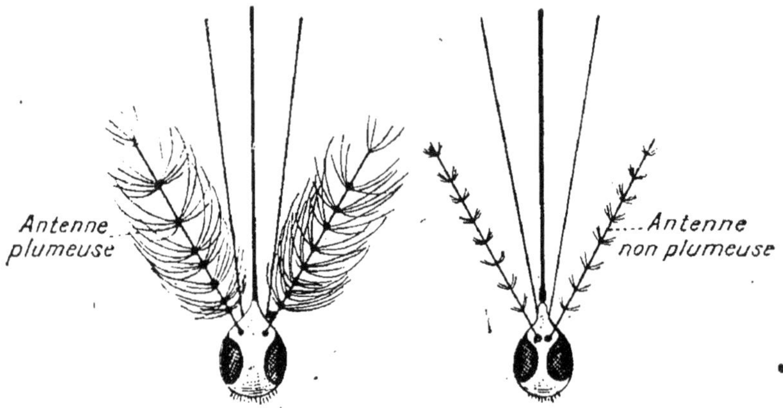


Fig. 6. — Têtes de moustiques mâle et femelle
(Remarquer la forme des antennes).

**32. Quelle est la forme des antennes chez le moustique femelle ?**

Chez la femelle les antennes *ne sont pas plumeuses* ; elles

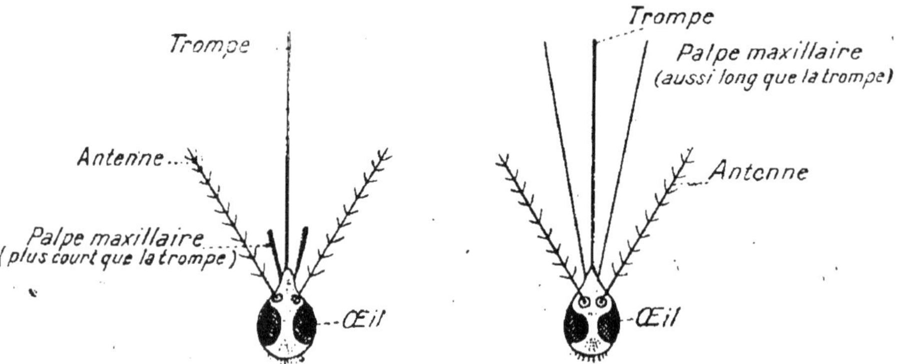


Fig. 7. — Têtes de culex et d'anopheles femelles.
(Remarquer la longueur des palpes maxillaires).

ne possèdent que de très rares poils. L'examen de la forme des antennes, *poilues chez le mâle, non poilues chez la femelle*, permet de reconnaître le *sexe* au premier coup d'œil.

### 33. Tous les moustiques qui piquent l'homme transmettent-ils la fièvre ?

Tous les moustiques qui piquent l'homme ne transmettent pas la fièvre. On distingue, à ce sujet, deux variétés de moustiques : les *anopheles* et les *culex*. *Seuls les anopheles sont capables d'inoculer la fièvre (a)*.

### 34. Comment distingue-t-on un anopheles femelle d'un culex femelle ?

Un anopheles femelle se distingue d'un culex femelle par la longueur de ses palpes maxillaires.

### 35. Qu'est-ce que les palpes maxillaires ?

Les palpes maxillaires sont de petits bâtonnets, au nombre de deux, qui se trouvent chacun d'un côté de la trompe, en dedans des antennes.

### 36. Quelle est la longueur des palpes maxillaires chez l'anopheles femelle ?

Chez l'anopheles femelle, *les palpes sont aussi longs que la trompe.*

### 37. Quelle est la longueur des palpes chez le culex femelle ?

Chez le culex femelle, *les palpes sont beaucoup plus courts que la trompe.* Ceux de l'anopheles étant plus longs, il est facile de distinguer ces deux moustiques l'un de l'autre (b).

---

(a) Nous avons relaté précédemment (p. 22) les tentatives infructueuses de transmission du Paludisme par des moustiques du genre *Culex* (Grassi).

(b) On peut encore distinguer les Anopheles des Culex en tenant

---

(1) Il n'y a pas lieu de distinguer un culex mâle d'un anopheles mâle ; les mâles, avons-nous dit, ne piquent pas l'homme.

### 38. Comment se reproduisent les moustiques ?

Les moustiques sont *des insectes à métamorphoses*, comme les papillons. Ils pondent des *œufs* d'où naissent des *larves* qui, à leur tour, donnent des *nymphes*. Enfin, de la nymphe sort le moustique adulte.

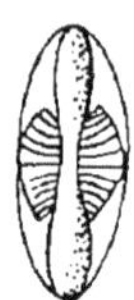

Fig. 8. — Œuf de moustique (grossi 20 fois).

### 39. Où trouve-t-on les œufs, les larves et les nymphes des moustiques ?

On trouve les œufs, les larves et les nymphes des moustiques dans les *marais*, les *étangs*, les *mares*, les *fossés* aux eaux dormantes, les *puits*, les *baquets* ou *tonneaux défoncés*. On les trouve même dans les *tessons de bouteille* et les *boîtes de conserves* où l'eau des pluies s'est amassée.

---

compte de l'attitude différente que ces moustiques prennent quand ils sont au repos.

Les Anopheles forment avec leur point d'appui (mur, vitre) *un angle très marqué*. Au contraire, les Culex se fixent dans une position *parallèle* à leur point d'appui (fig. α).

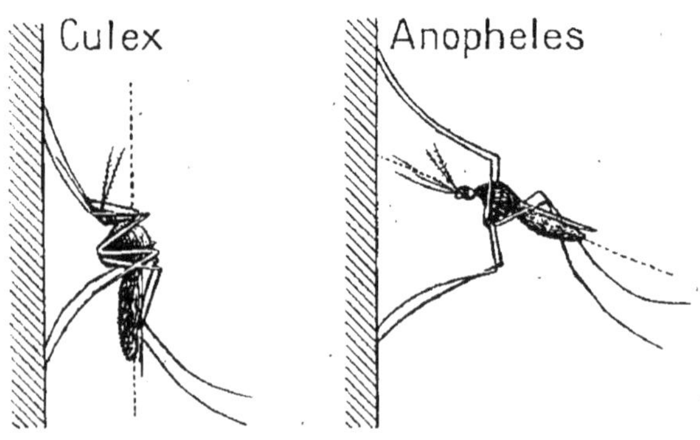


Fig. α.

**40. En quelle saison les moustiques pondent-ils ?**

Les moustiques pondent durant toute la saison chaude, d'avril à novembre dans l'Afrique du Nord.

**41. A quoi ressemble la larve d'un moustique ?**

La larve d'un moustique ressemble à un *petit ver* qui s'agiterait dans l'eau.

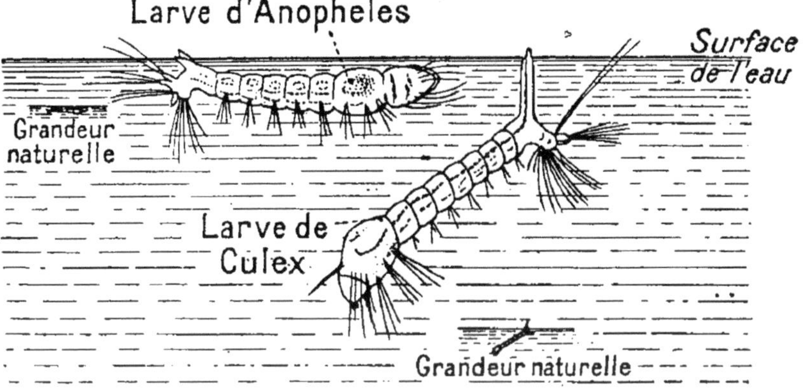


Fig. 9. — Larves de Culex et d'Anopheles vues dans l'eau.

**42. A quoi ressemble la nymphe ?**

La nymphe ressemble à un *gros point d'interrogation.*

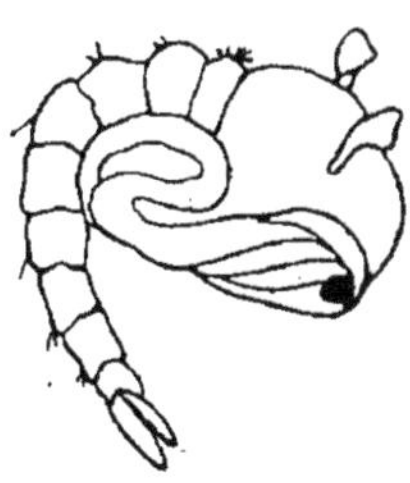

Fig. 10. — Nymphe de Moustique.

**43. Peut-on distinguer une larve d'anopheles d'une larve de culex ?**

On peut distinguer une larve d'anopheles d'une larve de

culex. Il suffit, pour cela, de *regarder la position que prend
la larve quand elle vient respirer à la surface de l'eau*

## 44. Quelle position prend la larve d'anopheles quand elle se trouve à la surface de l'eau ?

A la surface de *l'eau, la larve d'anopheles se tient horizon-
tale*, c'est-à-dire parallèlement à cette surface. Elle semble
flotter comme un très petit morceau de bois noir.

## 45. Comment la larve de culex se tient-elle à la surface de l'eau ?

*La larve de culex se tient obliquement*, la tête en bas, parce
qu'elle possède, au bout de la queue, deux petits tubes qui
lui permettent de respirer dans cette position. La larve d'a-
nopheles *est dépourvue de ces deux tubes* (*a*).

---

(*a*) Pour la commodité de l'enseignement, nous avons désigné, sous
le terme commun d'Anopheles, *l'ensemble des moustiques propaga-
teurs du Paludisme humain*. En réalité, la nomenclature scientifique
range ces mêmes moustiques dans la sous-famille des *Anophelinae ou
Anophélines*, caractérisée par la longueur des palpes maxillaires.
Cette sous-famille se divise en plusieurs genres : *Anopheles, Myzo-
myia, Pyretophorus*, etc. Chaque genre comprend de nombreuses
espèces. D'après les travaux des Drs Edm. et Et. Sergent, nous citerons comme les plus répandues dans l'Afrique du Nord : *Anopheles
maculipennis* (quatre taches noires sur les ailes), *Anopheles algeriensis,
Pyretophorus Sergenti, Pyretophorus myzomyomyifacies* et *Pyretophorus Chaudoyei*.

L'étude du Paludisme à l'école primaire, un peu aride pour de
jeunes élèves, sera rendue très attrayante si le maître y joint certaines
démonstrations pratiques touchant les moustiques et leurs formes
évolutives. Le maître doit donc connaître la technique de l'élevage
des larves.

On se procure des larves de moutique soit en les capturant dans
des eaux stagnantes à l'aide d'une épuisette à mailles très fines ou,
plus simplement, au moyen d'un petit seau de fer blanc — ce qui
peut être le but d'une promenade scolaire —, soit en obligeant des
femelles adultes à pondre dans un récipient clos. Ce dernier procédé

permet de suivre toutes les métamorphoses du moustique depuis l'œuf, jusqu'à l'imago. Il nécessite les instruments suivants :

1º Un tube de verre de deux centimètres de diamètre environ (ou un petit verre de lampe, fermé à l'une de ses extrémités (fig. β) ;

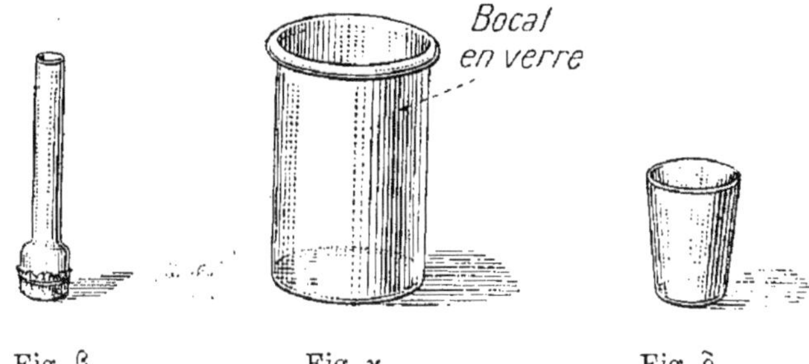



Fig. β.        Fig. γ.        Fig. δ.

2º Un grand bocal de verre (type bocal à confiture ou à bonbons anglais, des épiciers) (fig. γ).

3º Un grand verre à boire ordinaire, sans pied (fig. δ).

4º Un flotteur en liège, recouvert de papier blanc (trois centimètres de diamètre, sur cinq millimètres d'épaisseur environ).

Le petit tube de verre sert à capturer les moustiques (dans les cabinets d'aisance de l'école, par exemple, où ils sont généralement nombreux). On pose ce tube, lentement, sur l'insecte à prendre, qui gagne aussitôt le fond. De la main libre on glisse aussitôt un morceau de carton sur l'ouverture du tube. Ainsi captif, le moustique est transporté jusqu'au bocal d'élevage.

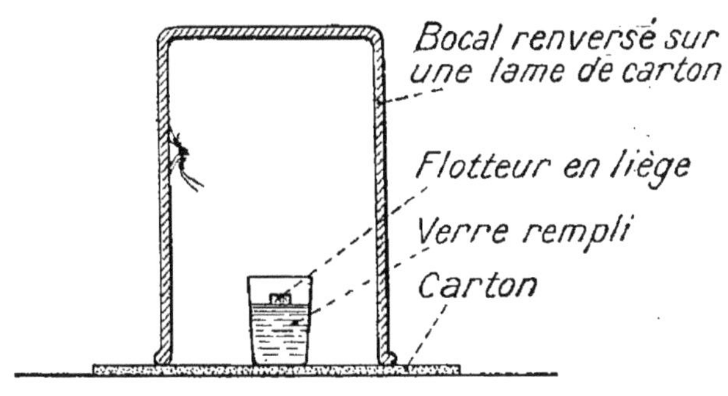



Fig. ε.

Ce bocal a été renversé sur une lame de carton au centre de laquelle on a placé le verre à boire, aux trois-quarts plein d'eau. Le morceau de liège flotte à la surface du liquide, papier blanc en l'air. En soulevant un peu le bocal, on introduit dans sa cavité le tube de chasse.

Avec précaution on en débouche l'extrémité. Aussitôt le moustique s'en échappe et gagne le fond du bocal... Cette opération peut être répétée autant de fois qu'on le voudra (fig. ε).

Si, parmi les moustiques capturés, il se trouve des femelles gorgées de sang, ces dernières pondront, dans les quarante-huit heures, à la surface de l'eau ou sur le flotteur du verre à boire. La forme et l'agencement des œufs ainsi obtenus varient suivant qu'il s'agit de Culex ou d'Anopheles.

Les œufs d'*Anopheles* sont pondus *isolément*. Ils forment, en se touchant par leurs extrémités ou par leurs bords des dessins variés (triangles, losanges, étoiles, palissades, etc.) (fig. ζ).

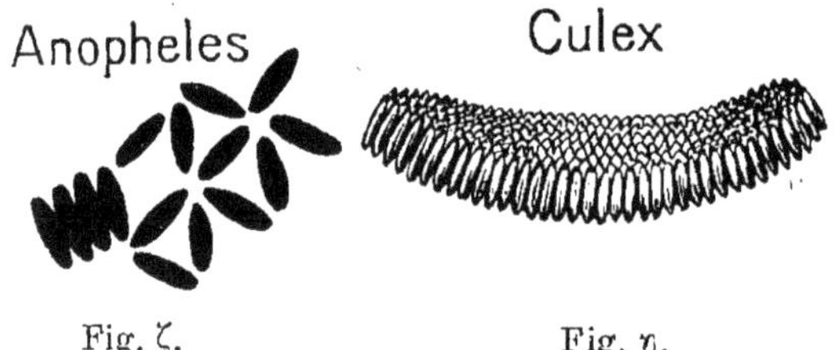


Fig. ζ.                              Fig. η.

Le œufs de *Culex* sont pondus en *amas*. Leur réunion constitue une sorte de nacelle (fig. η). Au bout de vingt-quatre à quarante-huit heures, les œufs éclosent et donnent naissance à des larves. Ces larves grossissent rapidement et, après une vingtaine de jours, se transforment en nymphes. Le stade nymphal dure quatre ou cinq jours. Au bout de ce temps, de la nymphe sort l'imago, l'insecte adulte.

# CHAPITRE IV

-----

## LA LUTTE CONTRE LE PALUDISME

-----

**46. Quel doit être le but de la lutte contre le Paludisme ?**

La lutte contre le Paludisme doit avoir pour but :

1º De guérir les malades ;

2º De mettre les personnes bien portantes à l'abri de la fièvre.


**47. La guérison des malades n'aide-t-elle pas à la sauvegarde de la santé d'autrui ?**

La guérison des malades *importe beaucoup pour la santé de tous* ; car les fiévreux sont comme *la source où les moustiques vont puiser le mal* pour le transmettre ensuite aux personnes bien portantes.


**48. Comment guérit-on les malades atteints de Paludisme ?**

On guérit les malades en leur donnant de la *quinine* en quantité suffisante. Après leur guérison, ils devront en prendre longtemps pour empêcher le retour des accès.

**49. Qu'est-ce que la quinine ? D'où vient-elle ?**

La quinine est une poudre blanche, très amère, que l'on extrait de l'écorce de *quinquina*. Elle a seule la propriété de tuer le parasite du Paludisme (*a*).

**50. Qu'est-ce que le quinquina ?**

Le quinquina est un arbre originaire de l'*Amérique du Sud*. On le cultive aujourd'hui aux *Indes anglaises*, à *Ceylan*, à *Java* et à *La Réunion*.

**51. Le quinquina ne sert-il qu'à la préparation de la quinine ?**

L'écorce du quinquina sert encore à préparer du *vin de quinquina*, excellente boisson apéritive et fortifiante.

**52. A quel moment les malades doivent-ils prendre de la quinine ?**

Les malades en proie à des accès successifs de Paludisme doivent prendre de la quinine de préférence *quelques heures avant l'accès qui doit venir* (1). Mais il sera toujours prudent de demander conseil à un médecin.

----

(*a*) On a préconisé de nombreux produits pharmaceutiques contre le Paludisme : sels d'arsenic, bleu de méthylène, etc. Si certains d'entre eux rendent de réels services, ils sont certainement moins efficaces que la quinine qui reste le médicament *spécifique* du Paludisme et forme d'ailleurs la base de la plupart des préparations dites antifiévreuses.

----

(1) La quinine s'administre de diverses façons : en cachets, dans du pain azyme, dans du café noir bien sucré, sous forme de dragées, de comprimés, de bonbons au chocolat, etc.

**53. Est-il juste de dire que la quinine fait « gonfler la rate » ?**

C'est un préjugé de croire que la quinine fait gonfler la rate. La fièvre seule est la cause de l'augmentation de volume de cet organe (*a*).

**54. Peut-on se préserver de la fièvre paludéenne ?**

*On peut toujours se préserver de la fièvre paludéenne.* Il suffit pour cela d'avoir de la *volonté*.

**55. Comment procède-t-on pour se préserver du Paludisme ?**

Pour se préserver du Paludisme, on peut procéder de plusieurs façons. On peut, soit *détruire les moustiques* qui le transmettent, soit *se mettre à l'abri de leurs piqûres*, soit enfin *prendre de la quinine*, même si on n'est pas malade, pour éviter de le devenir. Il y a avantage à user de tous ces moyens à la fois.

**56. Comment détruit-on les moustiques ?**

Il est difficile de détruire les moustiques adultes, mais *il est aisé de détruire leurs larves et leurs nymphes.* Pour détruire les larves et les nymphes des moustiques, il faut faire disparaître toutes les petites mares en les comblant avec de la terre. Il faut drainer le sol pour faciliter l'écoulement des eaux. Il faut aussi donner une pente suffisante aux fossés pour que l'eau n'y stagne pas, mais coule avec rapidité (1).

---

(*a*) Les Arabes d'Algérie en proie au Paludisme sont généralement porteurs d'une grosse rate — et cependant ils ne prennent pas de quinine !

---

(1) Les moustiques ne se développent pas dans les eaux courantes.

Enfin on doit supprimer les vieilles boîtes de conserves, les tessons de bouteilles où l'eau peut également séjourner, et vider fréquemment les baquets qui servent aux usages domestiques.

### 57. N'y a-t-il pas un autre moyen de détruire les larves de moustiques ?

Quand les marais sont trop étendus pour qu'on puisse les combler, on *répand du pétrole à leur surface*. C'est ce qu'on appelle le *pétrolage*. On pétrolera de même *les puits* dont l'eau ne sert pas à l'alimentation. Dans les puits dont l'eau sert à l'alimentation, on versera de *l'huile ordinaire*.

### 58. Quelle quantité de pétrole faut-il répandre ?

Il faut répandre *quinze centimètres cubes de pétrole par mètre carré de surface* (environ 3 cuillerées à café). Ainsi, un étang de 5.000 mètres carrés de superficie doit recevoir 5.000 fois 15 centimètres cubes de pétrole, soit $15 \times 5000$. Le produit donne 75.000 centimètres cubes, c'est-à-dire 75 litres de pétrole. *Cette quantité doit être renouvelée toutes les trois semaines environ*, le pétrole s'évaporant peu à peu.

### 59. Peut-on pétroler les étangs où l'on fait de la pisciculture ?

Il n'y a pas d'inconvénient à pétroler les étangs où l'on fait de la pisciculture ; le pétrole répandu en couche mince à la surface de l'eau n'est pas dangereux pour les poissons.

### 60. A quel moment faut-il commencer à pétroler les étangs ?

On doit pétroler les étangs *dès les premières chaleurs*, c'est-à-dire au moment où les moustiques commencent à apparaître, et continuer jusqu'aux premières grosses pluies. En hiver, le froid empêche les moustiques de se développer.

### 61. Comment pétrole-t-on un étang ?

Une bonne manière de pétroler un étang consiste à imprégner de pétrole un paquet de chiffons, à fixer ce paquet au bout d'une perche assez longue et à le promener à la surface de l'eau. On peut encore se servir d'une pompe à main munie d'une pomme d'arrosoir pour projeter le liquide au loin.

### 62. De quelle façon le pétrole tue-t-il les larves et les nymphes des moustiques ?

Le pétrole, plus léger que l'eau, reste à la surface. Il empêche les larves de respirer en bouchant leurs orifices respiratoires. Ainsi elles meurent asphyxiées (a).

### 63. Comment se met-on à l'abri des piqûres de moustiques ?

On se met à l'abri des piqûres de moustiques en garnissant les lits de *moustiquaires*. Les moustiquaires sont de grands rideaux en tulle dont les mailles sont assez fines pour empêcher les moustiques de passer pendant la nuit.

### 64. Ce procédé est-il suffisant ?

Ce procédé est trop souvent inefficace, à cause de la fragilité du tulle qui se déchire facilement et laisse alors pénétrer les moustiques. En outre la moustiquaire ne protège contre les piqûres que pendant le sommeil.

---

(a) On pourra vérifier l'action du pétrole ou de l'huile sur les larves de moustique élevées dans la salle de classe.

**65. Quel est le meilleur procédé de protection contre les moustiques ?**

Le meilleur procédé de protection contre les moustiques consiste à garnir les *portes*, les *fenêtres* des maisons d'habitation et même les *tabliers de cheminées* avec de la *toile métallique* montée sur des cadres de bois. Toutes les maisons des régions insalubres devraient être ainsi défendues. De même, *l'ouverture des puits* dont l'eau sert à l'alimentation et qui ne peuvent être pétrolés.

**66. Quelle doit être la largeur des mailles de cette toile métallique ?**

Les mailles de la toile métallique doivent être assez ser-

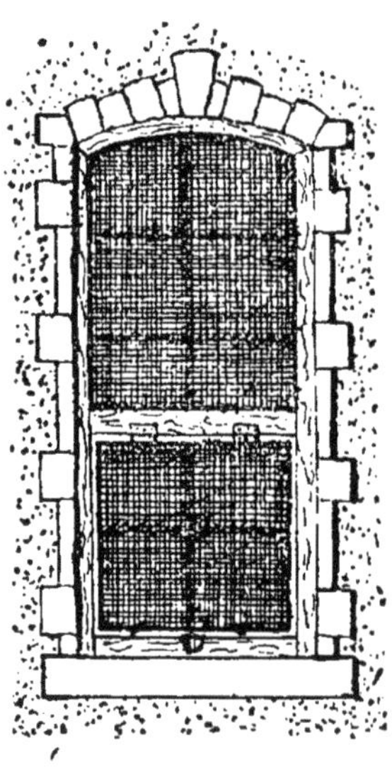

Fig. 11. — Fenêtre garnie de toile métallique.

rées pour ne pas laisser passer les moustiques. Elles ne doivent pas avoir *plus d'un millimètre et demi au carré d'ouverture.*

**67. Où peut-on voir des exemples de ce mode de défense contre les moustiques ?**

On peut voir des exemples de ce mode de défense contre les moustiques dans certaines gares et certaines maisons de garde-barrières des chemins de fer algériens et aussi dans quelques écoles (*a*).

**68. Comment peut-on encore se préserver du Paludisme ?**

On peut encore se préserver du Paludisme en *prenant de la quinine*, même si on n'est pas malade, pour *éviter de le devenir*.

**69. A quelle époque de l'année doit-on prendre de la quinine pour se préserver du Paludisme ?**

Pour se préserver du Paludisme, il convient de prendre

---

(*a*) Comme preuve de l'efficacité de la protection, par les toiles métalliques, contre les moustiques et, par suite, contre le Paludisme, nous citerons l'expérience suivante des docteurs Sambon et Low, médecins anglais :

« Une baraque en bois capable d'abriter cinq personnes a été construite à Londres ; toutes les ouvertures étaient garnies de toiles métalliques. Au commencement de juillet 1900, cette baraque fut transportée près d'Ostie, dans une des localités les plus insalubres de la campagne romaine, et Sambon et Low s'y installèrent avec deux domestiques italiens. Pendant la journée, les expérimentateurs ne prenaient aucune précaution contre le paludisme ; ils buvaient la même eau que les indigènes et ils pratiquaient des fouilles, occupation réputée très dangereuse en pays palustre ; bien entendu, ils n'usaient, ni de la quinine, ni d'autres fébrifuges ; le soir, ils s'enfermaient dans leur maison avant le coucher du soleil et ils y passaient les nuits, à l'abri des moustiques, grâce aux toiles métalliques, mais avec les fenêtres ouvertes. Dans ces conditions, Sambon et Low ont pu demeurer pendant toute la saison insalubre, au milieu d'une population très fortement éprouvée par le paludisme, *sans subir la moindre atteinte de fièvre* : ajoutons que les Anophèles étaient nombreux dans la localité. » (A. Laveran.)

de la quinine *durant tous les mois chauds de l'année*, d'avril à décembre dans l'Afrique du Nord.

**70. Quelle quantité de quinine faut-il prendre chaque jour ?**

Il faut prendre *chaque jour de vingt à vingt-cinq centigrammes* (0 gr. 25) *de quinine.* Quinze centigrammes suffisent pour les enfants au-dessous de dix ans.

**71. Quel est le devoir des chefs d'entreprises ou d'exploitations agricoles en face du Paludisme ?**

Les chefs d'entreprises (terrassements, creusement de fossés ou de canaux, par exemple), et les chefs d'exploitations agricoles ont le devoir d'obliger leurs ouvriers, européens ou indigènes, à prendre chaque jour de la quinine, durant les chaleurs. L'accomplissement de ce devoir leur sera profitable puisqu'ils réduiront, grâce à la quinine, le nombre des journées de chômage par maladie et augmenteront ainsi le rendement de leur main-d'œuvre.

**72. Connaissez-vous des régions où la « quininisation préventive » soit mise en pratique ?**

La quininisation préventive est mise en pratique *dans certaines écoles primaires d'Algérie*, où des distributions de dragées de quinine sont faites, chaque jour, aux élèves (*a*).

---

(*a*) Les mesures prophylactiques indiquées ci-dessus : pétrolage, protection mécanique des habitations, quininisation préventive sont précisément celles préconisées et appliquées par le *Service antipaludique algérien* avec un succès toujours croissant.

Des champs d'expérience, institués dans les trois départements de la Colonie ont permis, par comparaison avec les localités non protégées, de mettre en pleine lumière les bienfaits de cette guerre scientifique contre le parasite du Paludisme et contre les moustiques qui le con-

**73. Quelles précautions faut-il prendre quand on bâtit une maison ou quand on construit un village en pays malsain ?**

En pays malsain, on bâtira les maisons et on construira les villages *sur les hauteurs*, de préférence, où l'écoulement des eaux peut être aisément assuré. On détruira les gîtes à larves dans un rayon de 800 mètres environ autour du village ou de l'habitation, les moustiques ne volant guère jusqu'à cette distance.

**74. N'y a-t-il pas avantage à éloigner les habitations européennes des habitations indigènes ?**

Il y a grand avantage, pour la santé de tous, à écarter les habitations des Européens de celles des Indigènes. Ces derniers, en effet, sont comme une source intarissable de Paludisme où les moustiques puisent à loisir pour transmettre ensuite la maladie aux Européens trop rapprochés.

**75. Quel serait le résultat de l'application générale de toutes les mesures prophylactiques (1) préconisées contre le Paludisme ?**

Le résultat de l'application par tous des mesures préconisées contre le Paludisme serait de rendre l'Afrique du Nord plus saine, donc plus peuplée, plus riche et plus forte. Tout homme qui les met régulièrement en pratique, travaille au bien de sa patrie et se rend digne d'elle.

---

voient. Des instituteurs, des institutrices dévoués ont, un peu partout, secondé les efforts du service antipaludique. Il serait désirable que leur geste méritoire fût imité par tous ceux qui ont mission d'enseigner.

---

(1) Prophylactiques signifie : qui préservent de.

Orléans. — Imp. H. Tessier

BÉRENGER-FÉRAUD. — **De la fièvre dite bilieuse inflammatoire aux Antilles et dans l'Amérique tropicale.** Etude clinique faite dans les hôpitaux militaires de la Martinique. 1 vol. in-8, 1878 Prix................................................... 7 fr.

BÉRENGER-FÉRAUD. — **De la fièvre bilieuse mélanurique des pays chauds,** comparée avec la fièvre jaune. Etude clinique faite au Sénégal. 1 vol. in-8 de 442 pages. 1874.................. 7 fr.

BÉRENGER-FÉRAUD. — **De la fièvre jaune au Sénégal.** Etude faite dans les hôpitaux de Saint-Louis et de Gorée. 1 vol. in-8 de 440 pages. 1874.................................. 7 fr.

BÉRANGER-FÉRAUD. — **Traité clinique des maladies des Européens au Sénégal.** 2 vol. in-8. 1875-78.................. 16 fr.

BÉRENGER-FÉRAUD. — **De la fièvre jaune à la Martinique** (Antilles françaises). Etude faite dans les hôpitaux militaires de la colonie. 1 vol. in-8. 1879.......................... 7 fr.

GROS. — **Les médecins de colonisation et l'assistance médicale aux indigènes en Algérie.** In-18. 1909.................... 1 fr. 25

JÉRUSALEMY. — **Guide de médecine et d'hygiène** à l'usage des coloniaux. In-8°. 1911. ................................ 1 fr.

MOUSSÉOS. — **Les formes larvées du paludisme.** Diagnostic et traitement. In-8° avec 18 fig. 1910.................. 3 fr. 50

NIELLY. — **Hygiène des Européens dans les pays intertropicaux.** In-18 avec 19 pl. 1884 ............................ 5 fr. 50

NUTTALL. — **Rôle des insectes, des arachnides et des myriapodes dans la transmission et la dissémination des maladies bactériennes et parasitaires de l'homme et des animaux.** Etude critique et historique, traduit de l'anglais par le docteur Levrier. 2 vol. in-8, 1900......................................... 6 fr.

PERROT (Em.) et FROUIN (H.). — **Les matières premières usuelles d'origine végétale, indigènes et exotiques. Origine botanique. Distribution géographique. Usages.** 2e édition in-8 avec 4 cartes en couleurs ......................................... 4 fr.

SERGENT. — **La lutte contre les moustiques.** Une campagne antipaludique en Algérie. In-16 avec 27 fig. 1903......... 2 fr. 50

WURTZ (R.) — **Notions élémentaires de prophylaxie des maladies tropicales.** In-8°, 1906............................. 1 fr.

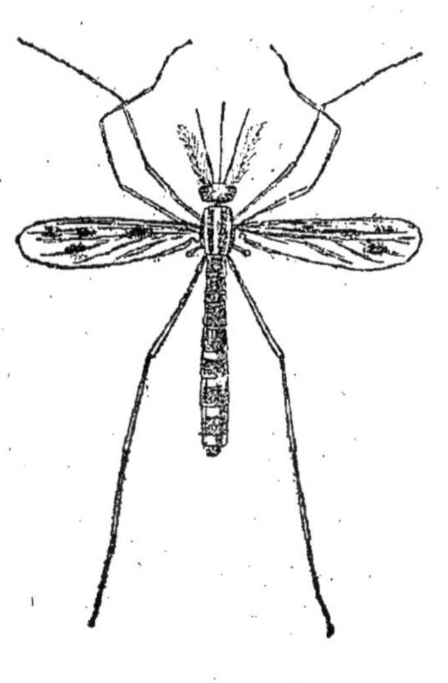

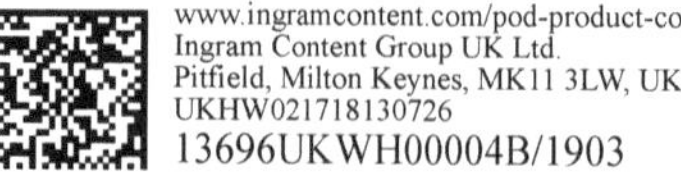

9 782013 485814